Pourquoi avoir un carnet pour son animal de compagnie ?

Ce carnet est un allié indispensable pour la santé de votre chien. Il accompagnera votre animal tout au long de sa vie. Cet outil vous permet ainsi de répertorier ses vaccins, sa croissance, son évolution physique ainsi que tout autres éléments relatifs à son état de santé. Ceux-ci y sont inscrits par vos soins ou par votre vétérinaire sous réserve de votre accord. Vous pourrez donc retrouver toutes les informations médicales de votre meilleur ami dans un seul et même endroit.

De plus, le carnet de santé permet de faire le lien avec le vétérinaire, il constitue un support non négligeable pour les professionnels de santé susceptibles d'intervenir sur le bien-être de votre chien et vient en complément du dossier médical. En cas d'urgence ou de déplacement, il est possible que vous ne consultiez pas le même vétérinaire. Avec ce carnet comme support, il aura ainsi le suivi de l'animal et saura juger de ce qu'il faut faire ou non. Ce carnet doit donc toujours être à votre disposition, même en cas de déplacement.

Présentez-le à chaque consultation, hospitalisation, vaccination, examen (radiologique, bucco-dentaire, etc.). Pensez également à l'emporter en voyage.

Le carnet de santé est un document confidentiel, les informations qui y figurent sont couvertes par le secret médical. Nul ne peut en exiger la présentation sans votre accord*

| 31 15 APPEL GRATUIT | URGENCES VÉTÉRINAIRES | www.urgences-veterinaires.fr
•
www.lasantedemonchien.fr
•
www.toutoupourlechien.com/**sant**
•
www.woopets.fr/chien/**problemes-sante/** | Le manuel complet de la santé du chien

L'élevage facile, 2022 |

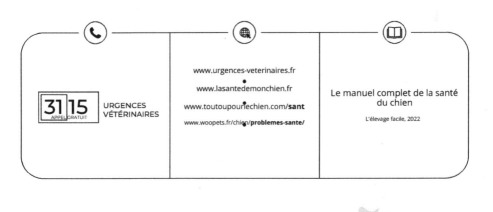

SOMMAIRE

PAGE	DESCRIPTION
3	**PRÉSENTATION ET GÉNÉRALITÉES** Présentation du carnet de santé, sommaire et numéros utiles
5-6	**INFORMATIONS SUR MON CHIEN** Fiche d'identité de l'animal, information sur le(s) maître(s) et sur le vétérinaire
7-20	**NAISSANCE ET CROISSANCE** Conseils pour s'occuper d'un petit chiot, suivi du poids et de la taille, suivi du sommeil et notes divers sur le comportement du chiot, contrôle des urines et des selles
21-38	**ENTRETIEN ET NUTRITION** Conseils d'entretien pour son chien, suivi de son alimentation, journal de bord
39-51	**HOSPITALISATIONS ET VISITES CHEZ LE VÉTO** Renseignement des hospitalisations du chien au cours de sa vie et précisions des opérations chirurgicales pratiquées sur l'animal, visites chez vétérinaire
52-55	**VACCINATIONS** Suivi des vaccinations contre les maladies infectieuses
56-59	**ANTI-PARASITES ET ENTRETIEN EXTERNES** Suivi des prises médicamenteuses ou traitements préventifs contre les parasites
60-65	**EXAMEN BUCCO-DENTAIRE** Suivi des prises médicamenteuses ou traitements préventifs contre les parasites
66-67	**JOURNAL DE BORD / DOG LOG** Pour suivre l'évolution de mon chien et noter toutes ses aventures
68-73	**NOTES**

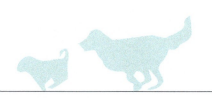
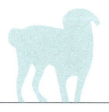

Informations générales sur mon chien

Nom :

Type racial :

Poids de maturité :

Date de naissance ___/___/_____

Date d'adoption ___/___/_____

Genre : ☐ Mâle ☐ Femelle   Castré/Stérilisé : ☐ Oui ☐ Non

Informations d'identification

Insert N° / Numéro de puce :

Tatouage N° :

Robe et type de poil :

Courte description physique :

Informations médicales de base

Maladie chronique/malformation(s) :

Notes et informations complémentaires

Groupe sanguin :

Intolérances et restrictions alimentaires

Liste des allergies :

Détenteur 1

Nom :

Téléphone : _____

Adresse :

Date de naissance ___/___/_____

Détenteur 2

Nom :

Téléphone : _____

Adresse :

Date de naissance ___/___/_____

Information du vétérinaire principal

Nom :

Téléphone fixe : _____   Téléphone portable : _____

E-mail :

Adresse :

NATALITÉ

Type racial : _____
Date de naissance ___/___/_____
Taille (si connue) : _____
Poids (si connue) : _____
Maladie transmissible : _____
_____

Type racial : _____
Date de naissance ___/___/_____
Taille (si connue) : _____
Poids (si connue) : _____
Maladie transmissible : _____
_____

⚠️ Si l'un des deux ou les deux géniteurs possèdent une allergie ou une intolérance, le chiot sera plus susceptible de développer cette maladie. Votre vétérinaire pourra vous conseiller sur les mesures de précautions à adopter.

NOM DE LA MALADIE	MÈRE	PÈRE
	○	○
	○	○
	○	○
	○	○
	○	○
	○	○
	○	○
	○	○
	○	○

Éhelle colorimétrique des urines

La couleur normale de l'urine d'un chien ou d'un chat en bonne santé est jaune transparent. Les vétérinaires appellent parfois cette couleur "jaune paille", "or pâle", "ambre" ou "jaune clair". Cette échelle colorimétrique vous permettra d'évaluer le moindre trouble lors du développement de votre chiot. En cas de doute, veuillez consulter un vétérinaire.

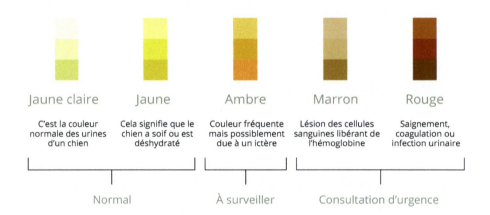

Jaune claire	Jaune	Ambre	Marron	Rouge
C'est la couleur normale des urines d'un chien	Cela signifie que le chien a soif ou est déshydraté	Couleur fréquente mais possiblement due à un ictère	Lésion des cellules sanguines libérant de l'hémoglobine	Saignement, coagulation ou infection urinaire

Normal — À surveiller — Consultation d'urgence

Courbes de croissance type par taille et race

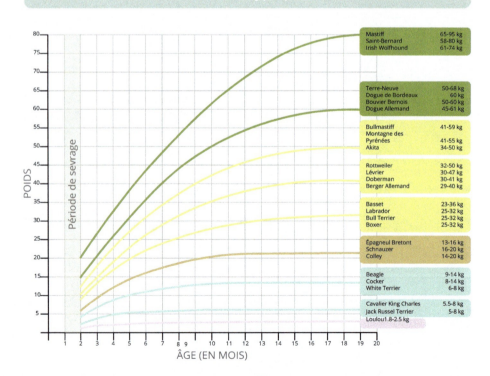

Courbe du poids de mon chiot

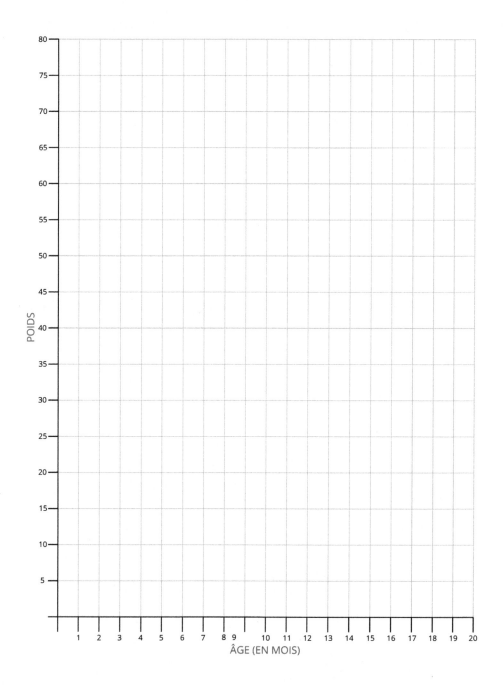

Notes et commentaires sur la croissance de mon chiot

Notes et commentaires sur la croissance de mon chiot

Notes et commentaires sur la croissance de mon chiot

Suivi du sommeil de mon chiot

Pour nous comme pour notre chiot, le sommeil est vraiment important. En pleine croissance, le chiot a besoin de récupérer plus que n'importe quel chien mature après une journée d'éveil et d'activité physique. Cet outil est donc là pour vous permettre de traquer ses heures de sommeil afin de comprendre ses habitudes et vous permettre de prendre vos dispositions. Prenez donc votre plus beau marqueur pour surligner les cases en question.

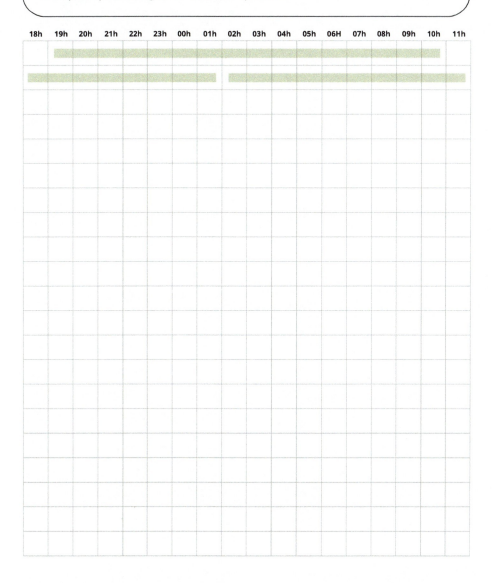

18h	19h	20h	21h	22h	23h	00h	01h	02h	03h	04h	05h	06H	07h	08h	09h	10h	11h

	18h	19h	20h	21h	22h	23h	00h	01h	02h	03h	04h	05h	06H	07h	08h	09h	10h	11h

18h	19h	20h	21h	22h	23h	00h	01h	02h	03h	04h	05h	06H	07h	08h	09h	10h	11h

18h	19h	20h	21h	22h	23h	00h	01h	02h	03h	04h	05h	06H	07h	08h	09h	10h	11h

18h	19h	20h	21h	22h	23h	00h	01h	02h	03h	04h	05h	06H	07h	08h	09h	10h	11h

18h	19h	20h	21h	22h	23h	00h	01h	02h	03h	04h	05h	06H	07h	08h	09h	10h	11h

	18h	19h	20h	21h	22h	23h	00h	01h	02h	03h	04h	05h	06H	07h	08h	09h	10h	11h

ENTRETIEN

L'entretien d'un chien se fait quotidiennement. Bien que celui-ci puisse faire quelques gestes réguliers pour prendre soin de lui-même tel que se gratter ou encore se lécher les babines, votre meilleur ami aura néanmoins besoin de vous pour maintenir un état correct. Il est donc essentiel de procurer à son chien un certain nombre de soins hygiéniques au quotidien, selon la race, le poids et la nature du poil. C'est bien évidemment à vous d'évaluer le moment propice pour l'entretien de votre animal.

UN BROSSAGE RÉGULIER

Un brossage toute les deux semaines est raisonnable pour un chien à poil court voir mi-long. Il faut cependant prévoir un brossage chaque semaine pour les chiens à poil long. Selon la période (perte du pelage en hiver), la fréquence du brossage peut être augmentée. Le temps du brossage est un moment privilégié avec votre compagnon, il faut donc profiter de cet instant pour l'examiner plus en profondeur : petits bobos, présence de parasites, otites, tartre...

EXAMINER LES PATTES

Les blessures aux pattes peuvent être fréquentes, surtout après une balade. il faut donc systématiquement examiner les pattes du chien en rentrant à la maison. Les blessures au coussinet peuvent très vite s'infecter, en cas de doute sur une quelconque infection, il faut immédiatement consulter un vétérinaire. Il est possible d'appliquer de la vaseline pour limiter la prolifération des bactéries après avoir désinfecté.

COUPER LES GRIFFES

Les griffes d'un chien s'usent naturellement. Il se peut cependant qu'elles soient anormalement longues. Il faut donc procéder à une coupe de la partie translucide. Seul vous êtes à même de juger quand couper les griffes de votre chien, mais attention toutefois à ne pas trop en abuser. Il faudra vous munir d'un coupe-griffe spécial chien, car ceux pour humain sont inadaptés.

NETOYER LES OREILLES

Il est recommandé de nettoyer une fois par mois les oreilles de son chien, ou jusqu'à une fois par semaine pour les races aux oreilles tombantes. Pour cela, il faut appliquer à la sortie du conduit auditif quelques gouttes que vous trouverez en pharmacie ou dans un magasin spécialisé. L'éxédent du liquide peut être absorbé avec un morceau de coton. Il faut faire attention à ne pas enfoncer d'objet à l'intérieur du conduit, veillez en effet à bien rester à la naissance du conduit auditif lors du processus.

CHECKLIST SUR L'ENTRETIEN DE MON COMPAGNON

CHECKLIST SUR L'ENTRETIEN DE MON COMPAGNON

- ○
- ○
- ○
- ○
- ○
- ○
- ○
- ○
- ○
- ○
- ○
- ○
- ○
- ○
- ○
- ○
- ○
- ○
- ○
- ○
- ○
- ○

CHECKLIST SUR L'ENTRETIEN DE MON COMPAGNON

CHECKLIST SUR L'ENTRETIEN DE MON COMPAGNON

- ○
- ○
- ○
- ○
- ○
- ○
- ○
- ○
- ○
- ○
- ○
- ○
- ○
- ○
- ○
- ○
- ○
- ○
- ○
- ○
- ○
- ○

CHECKLIST SUR L'ENTRETIEN DE MON COMPAGNON

NUTRITION

Pour 24h	Très petite taille	Petite taille	Taille moyenne	Grande taille	Très grande taille
2 mois	55g	90g	150g	230g	300g
4 mois	110g	180g	320g	400g	600g
6 mois	130g	215g	360g	450g	700g

CHECKLIST SUR LA NUTRITION DE MON COMPAGNON

- ○
- ○
- ○
- ○
- ○
- ○
- ○
- ○
- ○

NUTRITION

Pour 24h	Très petite taille	Petite taille	Taille moyenne	Grande taille	Très grande taille
2 mois	55g	90g	150g	230g	300g
4 mois	110g	180g	320g	400g	600g
6 mois	130g	215g	360g	450g	700g

CHECKLIST SUR LA NUTRITION DE MON COMPAGNON

- ○
- ○
- ○
- ○
- ○
- ○
- ○
- ○
- ○

NUTRITION

Pour 24h	Très petite taille	Petite taille	Taille moyenne	Grande taille	Très grande taille
2 mois	55g	90g	150g	230g	300g
4 mois	110g	180g	320g	400g	600g
6 mois	130g	215g	360g	450g	700g

CHECKLIST SUR LA NUTRITION DE MON COMPAGNON

- ○
- ○
- ○
- ○
- ○
- ○
- ○
- ○
- ○

NUTRITION

Pour 24h	Très petite taille	Petite taille	Taille moyenne	Grande taille	Très grande taille
2 mois	55g	90g	150g	230g	300g
4 mois	110g	180g	320g	400g	600g
6 mois	130g	215g	360g	450g	700g

CHECKLIST SUR LA NUTRITION DE MON COMPAGNON

- ○
- ○
- ○
- ○
- ○
- ○
- ○
- ○
- ○

NUTRITION

Pour 24h	Très petite taille	Petite taille	Taille moyenne	Grande taille	Très grande taille
2 mois	55g	90g	150g	230g	300g
4 mois	110g	180g	320g	400g	600g
6 mois	130g	215g	360g	450g	700g

CHECKLIST SUR LA NUTRITION DE MON COMPAGNON

- ○
- ○
- ○
- ○
- ○
- ○
- ○
- ○
- ○

NUTRITION

Pour 24h	Très petite taille	Petite taille	Taille moyenne	Grande taille	Très grande taille
2 mois	55g	90g	150g	230g	300g
4 mois	110g	180g	320g	400g	600g
6 mois	130g	215g	360g	450g	700g

CHECKLIST SUR LA NUTRITION DE MON COMPAGNON

○
○
○
○
○
○
○
○
○
○

Journal de nutrition

	1	2	3
05H			
06H			
07H			
08H			
09H			
10H			
11H			
12H			
13H			
14H			
15H			
16H			
17H			
18H			
19H			
20H			
21H			
22H			

Journal de nutrition

	1	2	3
05H			
06H			
07H			
08H			
09H			
10H			
11H			
12H			
13H			
14H			
15H			
16H			
17H			
18H			
19H			
20H			
21H			
22H			

Journal de nutrition

	1	2	3
05H			
06H			
07H			
08H			
09H			
10H			
11H			
12H			
13H			
14H			
15H			
16H			
17H			
18H			
19H			
20H			
21H			
22H			

Journal de nutrition

	1	2	3
05H			
06H			
07H			
08H			
09H			
10H			
11H			
12H			
13H			
14H			
15H			
16H			
17H			
18H			
19H			
20H			
21H			
22H			

Journal de nutrition

	1	2	3
05H			
06H			
07H			
08H			
09H			
10H			
11H			
12H			
13H			
14H			
15H			
16H			
17H			
18H			
19H			
20H			
21H			
22H			

Journal de nutrition

	1	2	3
05H			
06H			
07H			
08H			
09H			
10H			
11H			
12H			
13H			
14H			
15H			
16H			
17H			
18H			
19H			
20H			
21H			
22H			

Visite chez le vétérinaire

Date et horaire : le ___/___/_____ à : _____

Clinique/Cabinet :

Raison : _____   Check-up :   Oui   Non

Résultats et appréciations :

Notes et informations complémentaires

Visite chez le vétérinaire

Date et horaire : le ___/___/_____ à : _____

Clinique/Cabinet :

Raison : _____   Check-up :   Oui   Non

Résultats et appréciations :

Notes et informations complémentaires

Visite chez le vétérinaire

Date et horaire : le ___/___/_____ à : _____

Clinique/Cabinet :

Raison : _____   Check-up :   ☐ Oui   ☐ Non

Résultats et appréciations :

_____

_____

_____

_____

Notes et informations complémentaires

_____

_____

_____

Visite chez le vétérinaire

Date et horaire : le ___/___/_____ à : _____

Clinique/Cabinet :

Raison : _____   Check-up :   ☐ Oui   ☐ Non

Résultats et appréciations :

_____

_____

_____

_____

Notes et informations complémentaires

_____

_____

_____

Visite chez le vétérinaire

Date et horaire : le __/__/____ à :

Clinique/Cabinet :

Raison :   Check-up :   Oui   Non

Résultats et appréciations :

Notes et informations complémentaires

Visite chez le vétérinaire

Date et horaire : le __/__/____ à :

Clinique/Cabinet :

Raison :   Check-up :   Oui   Non

Résultats et appréciations :

Notes et informations complémentaires

Visite chez le vétérinaire

Date et horaire : le ___/___/_____ à :

Clinique/Cabinet :

Raison :   Check-up :   Oui   Non

Résultats et appréciations :

_____

_____

_____

_____

Notes et informations complémentaires

Visite chez le vétérinaire

Date et horaire : le ___/___/_____ à :

Clinique/Cabinet :

Raison :   Check-up :   Oui   Non

Résultats et appréciations :

_____

_____

_____

_____

Notes et informations complémentaires

Visite chez le vétérinaire

Date et horaire : le ___/___/_____ à :

Clinique/Cabinet :

Raison :   Check-up :   Oui   Non

Résultats et appréciations :

Notes et informations complémentaires

Visite chez le vétérinaire

Date et horaire : le ___/___/_____ à :

Clinique/Cabinet :

Raison :   Check-up :   Oui   Non

Résultats et appréciations :

Notes et informations complémentaires

Visite chez le vétérinaire

Date et horaire : le ___/___/_____ à :

Clinique/Cabinet :

Raison :   Check-up : ☐ Oui ☐ Non

Résultats et appréciations :

Notes et informations complémentaires

Visite chez le vétérinaire

Date et horaire : le ___/___/_____ à :

Clinique/Cabinet :

Raison :   Check-up : ☐ Oui ☐ Non

Résultats et appréciations :

Notes et informations complémentaires

Visite chez le vétérinaire

Date et horaire : le ___/___/_____ à :

Clinique/Cabinet :

Raison : Check-up : ☐ Oui ☐ Non

Résultats et appréciations :

Notes et informations complémentaires

Visite chez le vétérinaire

Date et horaire : le ___/___/_____ à :

Clinique/Cabinet :

Raison : Check-up : ☐ Oui ☐ Non

Résultats et appréciations :

Notes et informations complémentaires

Visite chez le vétérinaire

Date et horaire : le ___/___/_____ à : _____

Clinique/Cabinet :

Raison : _____ Check-up : ☐ Oui ☐ Non

Résultats et appréciations :

Notes et informations complémentaires

Visite chez le vétérinaire

Date et horaire : le ___/___/_____ à : _____

Clinique/Cabinet :

Raison : _____ Check-up : ☐ Oui ☐ Non

Résultats et appréciations :

Notes et informations complémentaires

Visite chez le vétérinaire

Date et horaire : le ___/___/_____ à :

Clinique/Cabinet :

Raison :   Check-up :   ☐ Oui   ☐ Non

Résultats et appréciations :

Notes et informations complémentaires

Visite chez le vétérinaire

Date et horaire : le ___/___/_____ à :

Clinique/Cabinet :

Raison :   Check-up :   ☐ Oui   ☐ Non

Résultats et appréciations :

Notes et informations complémentaires

Hospitalisation

Date et horaire : le ___/___/_____ à :

Clinique/Hôpital :

Raison :   Opération :   Oui   Non

Résultats et appréciations :

Notes et informations complémentaires

Hospitalisation

Date et horaire : le ___/___/_____ à :

Clinique/Hôpital :

Raison :   Opération :   Oui   Non

Résultats et appréciations :

Notes et informations complémentaires

Hospitalisation

Date et horaire : le ___/___/_____ à :

Clinique/Hôpital :

Raison :   Opération :   Oui   Non

Résultats et appréciations :

Notes et informations complémentaires

Hospitalisation

Date et horaire : le ___/___/_____ à :

Clinique/Hôpital :

Raison :   Opération :   Oui   Non

Résultats et appréciations :

Notes et informations complémentaires

Hospitalisation

Date et horaire : le ___/___/_____ à :

Clinique/Hôpital :

Raison :   Opération :   Oui   Non

Résultats et appréciations :

Notes et informations complémentaires

Hospitalisation

Date et horaire : le ___/___/_____ à :

Clinique/Hôpital :

Raison :   Opération :   Oui   Non

Résultats et appréciations :

Notes et informations complémentaires

Hospitalisation

Date et horaire : le ___/___/_____ à : _____

Clinique/Hôpital :

Raison : _____ Opération : ☐ Oui ☐ Non

Résultats et appréciations :

_____

_____

_____

_____

Notes et informations complémentaires

_____

_____

_____

_____

Hospitalisation

Date et horaire : le ___/___/_____ à : _____

Clinique/Hôpital :

Raison : _____ Opération : ☐ Oui ☐ Non

Résultats et appréciations :

_____

_____

_____

_____

Notes et informations complémentaires

_____

_____

_____

_____

Vaccination

Date : le ___/___/_____

Fabriquant et désignation du vaccin :

Numéro du lot :_____

Valable jusqu'au : ___/___/_____

Cachet et signature

Vaccination

Date : le ___/___/_____

Fabriquant et désignation du vaccin :

Numéro du lot :_____

Valable jusqu'au : ___/___/_____

Cachet et signature

Vaccination

Date : le ___/___/_____

Fabriquant et désignation du vaccin :

Numéro du lot :_____

Valable jusqu'au : ___/___/_____

Cachet et signature

Vaccination

Date : le ___/___/_____

Fabriquant et désignation du vaccin :

Numéro du lot : _____

Valable jusqu'au : ___/___/_____

Cachet et signature

Vaccination

Date : le ___/___/_____

Fabriquant et désignation du vaccin :

Numéro du lot : _____

Valable jusqu'au : ___/___/_____

Cachet et signature

Vaccination

Date : le ___/___/_____

Fabriquant et désignation du vaccin :

Numéro du lot : _____

Valable jusqu'au : ___/___/_____

Cachet et signature

Vaccination

Date : le ___/___/_____

Fabriquant et désignation du vaccin :

Numéro du lot :_____

Valable jusqu'au : ___/___/_____

Cachet et signature

Vaccination

Date : le ___/___/_____

Fabriquant et désignation du vaccin :

Numéro du lot :_____

Valable jusqu'au : ___/___/_____

Cachet et signature

Vaccination

Date : le ___/___/_____

Fabriquant et désignation du vaccin :

Numéro du lot :_____

Valable jusqu'au : ___/___/_____

Cachet et signature

Vaccination

Date : le ___/___/_____

Fabriquant et désignation du vaccin :

Numéro du lot :_____

Valable jusqu'au : ___/___/_____

Cachet et signature

Vaccination

Date : le ___/___/_____

Fabriquant et désignation du vaccin :

Numéro du lot :_____

Valable jusqu'au : ___/___/_____

Cachet et signature

Vaccination

Date : le ___/___/_____

Fabriquant et désignation du vaccin :

Numéro du lot :_____

Valable jusqu'au : ___/___/_____

Cachet et signature

Anti-parasite

Date : le ___/___/_____

Fabriquant et désignation du produit :

Numéro du lot :_____

Valable jusqu'au : ___/___/_____

Notes et informations complémentaires
_____
_____
_____

Anti-parasite

Date : le ___/___/_____

Fabriquant et désignation du produit :

Numéro du lot :_____

Valable jusqu'au : ___/___/_____

Notes et informations complémentaires
_____
_____
_____

Anti-parasite

Date : le ___/___/_____

Fabriquant et désignation du produit :

Numéro du lot :_____

Valable jusqu'au : ___/___/_____

Notes et informations complémentaires
_____
_____
_____

Anti-parasite

Date : le ___/___/_____

Fabriquant et désignation du produit :

Numéro du lot :_____

Valable jusqu'au : ___/___/_____

Notes et informations complémentaires
_____
_____
_____
_____

Anti-parasite

Date : le ___/___/_____

Fabriquant et désignation du produit :

Numéro du lot :_____

Valable jusqu'au : ___/___/_____

Notes et informations complémentaires
_____
_____
_____
_____

Anti-parasite

Date : le ___/___/_____

Fabriquant et désignation du produit :

Numéro du lot :_____

Valable jusqu'au : ___/___/_____

Notes et informations complémentaires
_____
_____
_____
_____

Anti-parasite

Date : le ___/___/_____

Fabriquant et désignation du produit :

Numéro du lot :_____

Valable jusqu'au : ___/___/_____

Notes et informations complémentaires

Anti-parasite

Date : le ___/___/_____

Fabriquant et désignation du produit :

Numéro du lot :_____

Valable jusqu'au : ___/___/_____

Notes et informations complémentaires

Anti-parasite

Date : le ___/___/_____

Fabriquant et désignation du produit :

Numéro du lot :_____

Valable jusqu'au : ___/___/_____

Notes et informations complémentaires

Anti-parasite

Date : le ___/___/_____

Fabriquant et désignation du produit :

Numéro du lot : _____

Valable jusqu'au : ___/___/_____

Notes et informations complémentaires

_____
_____
_____
_____

Anti-parasite

Date : le ___/___/_____

Fabriquant et désignation du produit :

Numéro du lot : _____

Valable jusqu'au : ___/___/_____

Notes et informations complémentaires

_____
_____
_____
_____

Anti-parasite

Date : le ___/___/_____

Fabriquant et désignation du produit :

Numéro du lot : _____

Valable jusqu'au : ___/___/_____

Notes et informations complémentaires

_____
_____
_____
_____

Examen bucco-dentaire

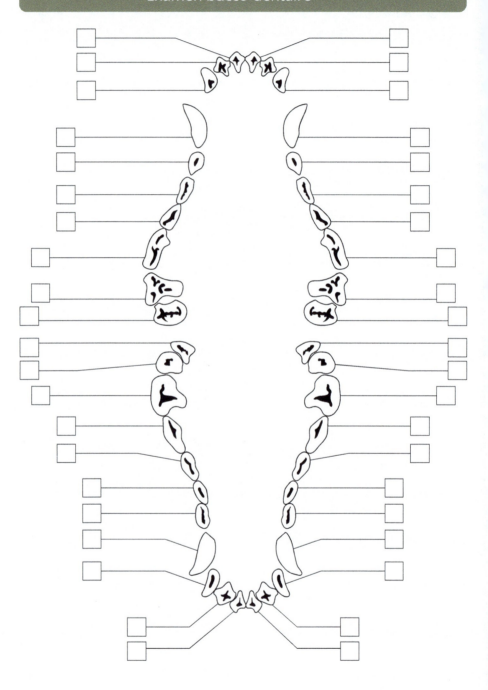

Date et horaire : le ___/___/_____ à : _____

Clinique/Cabinet : _____

Raison : _____ Check-up : ☐ Oui ☐ Non

Compléter le numéro de la dent selon qu'il s'agit d'une dent cariée, d'une dent obstruée ou d'une dent absente.

☐ C Dent cariée
☐ A Dent absente
☐ O Dent obstruée

Notes et informations complémentaires

_____

_____

_____

TRAITEMENT BUCCO-DENTAIRE

DATE	INDIQUER DE MANIÈRE SUCCINTE LES EXAMENS EFFECTUÉS SUR L'ANIMAL	NOM ET CACHET DU PRATICIEN

Examen bucco-dentaire

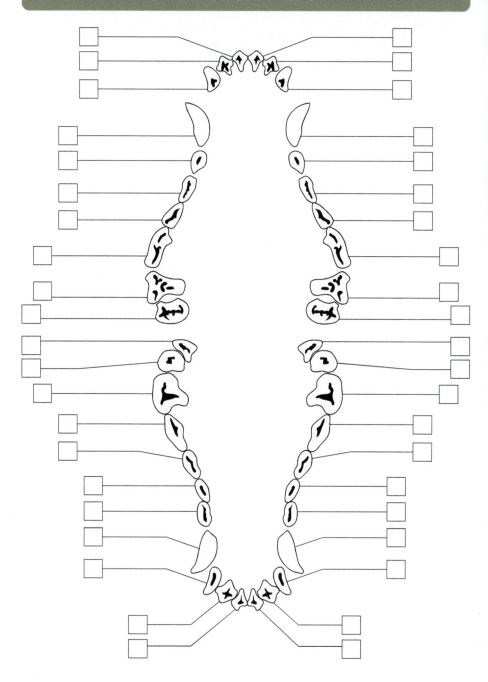

Date et horaire : le ___/___/_____ à :

Clinique/Cabinet :

Raison :   Check-up : ☐ Oui   ☐ Non

Compléter le numéro de la dent selon qu'il s'agit d'une dent cariée, d'une dent obstruée ou d'une dent absente.

☐ C Dent cariée

☐ A Dent absente

☐ O Dent obstruée

Notes et informations complémentaires

_____

_____

_____

_____

TRAITEMENT BUCCO-DENTAIRE

DATE	INDIQUER DE MANIÈRE SUCCINTE LES EXAMENS EFFECTUÉS SUR L'ANIMAL	NOM ET CACHET DU PRATICIEN

Examen bucco-dentaire

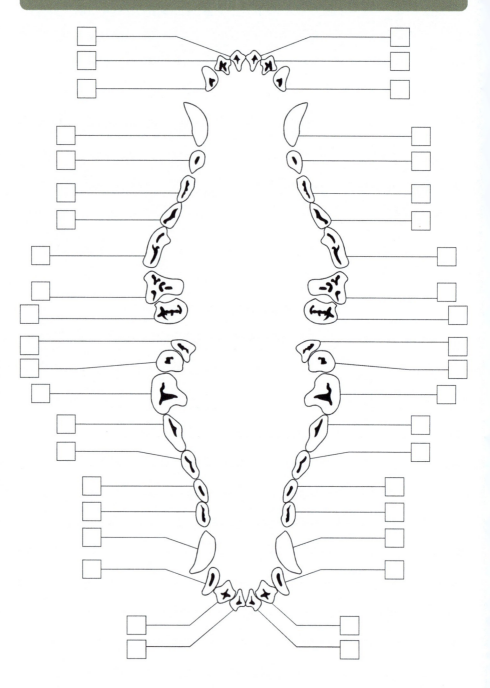

Date et horaire : le ___/___/_____ à : _____

Clinique/Cabinet : _____

Raison : _____   Check-up : ☐ Oui ☐ Non

Compléter le numéro de la dent selon qu'il s'agit d'une dent cariée, d'une dent obstruée ou d'une dent absente.

☐ C Dent cariée

☐ A Dent absente

☐ O Dent obstruée

Notes et informations complémentaires

_____

_____

_____

TRAITEMENT BUCCO-DENTAIRE

DATE	INDIQUER DE MANIÈRE SUCCINTE LES EXAMENS EFFECTUÉS SUR L'ANIMAL	NOM ET CACHET DU PRATICIEN

DOG LOG

	LUNDI	MARDI	MERCREDI
06H			
07H			
08H			
09H			
10H			
11H			
12H			
13H			
14H			
15H			
16H			
17H			
18H			
19H			
20H			
21H			

JEUDI	VENDREDI	SAMEDI	
			06H
			07H
			08H
			09H
			10H
			11H
			12H
			13H
			14H
			15H
			16H
			17H
			18H
			19H
			20H
			21H

Notes

Notes

Notes

Notes

Notes

Notes

Printed in Poland
by Amazon Fulfillment
Poland Sp. z o.o., Wrocław